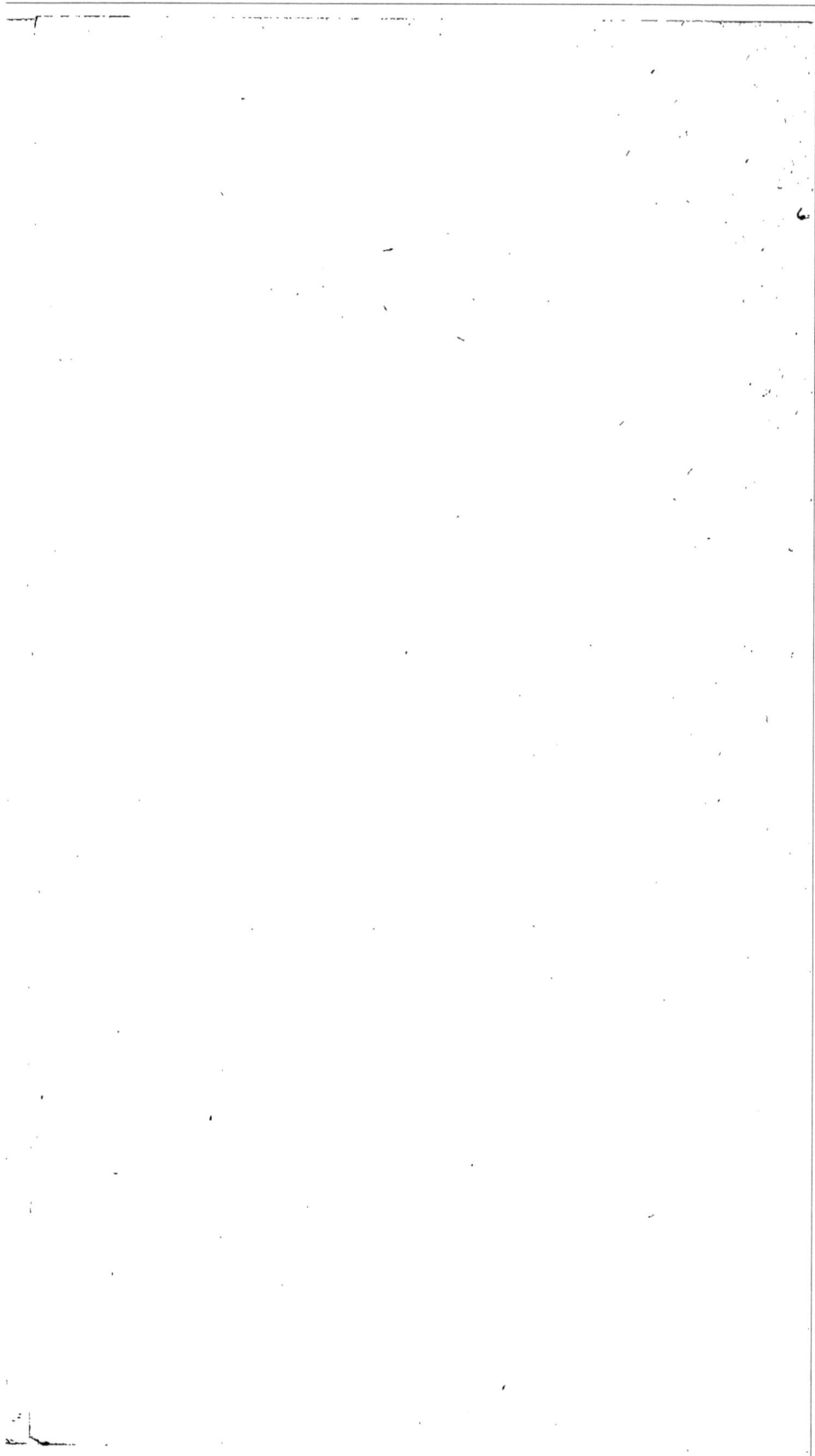

MÉDECINE VITALE

RÉHABILITATION

DU

MAGNÉTISEUR MESMER

SON BAQUET, SA DOCTRINE, SES LUTTES ET SON TRIOMPHE

PAR GÉRARD

De l'union des contrastes
résulte l'harmonie.

PRIX : 50 CENTIMES

PARIS

A LA LIBRAIRIE DU PETIT JOURNAL
21, BOULEVARD MONTMARTRE, 21

OUVRAGES DU MÊME AUTEUR

MÉDECINE VITALE

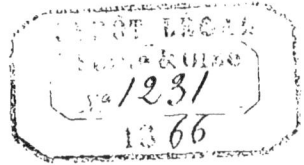

RÉHABILITATION

DU

MAGNÉTISEUR MESMER

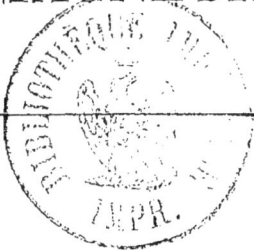

Procédons par ordre, chers lecteurs.

Nous désirons vous faire connaître dans cet opuscule les lois les plus élémentaires de l'organisme humain au point de vue de la MÉDECINE VITALE, c'est-à-dire de l'électricité nerveuse qui sillonne les plus petites parties de notre être ; vous édifier ensuite sur le compte des médecins, aussi bien que sur leur manière de guérir.

Nous vous rappellerons ce qu'était MESMER, et en quoi sa méthode différait de la routine traditionnelle.

I

EXPOSÉ DES MALADIES CHRONIQUES

Les succès que nous avons obtenus depuis tantôt quinze ans nous permettent de nous dire le *continuateur* des œuvres d'un homme de bien. L'exposé des cures que nous avons faites dépasserait de beaucoup le cadre que nous nous sommes imposé dans ce livre pour les publier *in extenso*; nous donnerons seulement les adresses aux personnes qui nous les demanderont.

Nous nous bornerons donc à rappeler sommairement quelles sont les maladies que nous avons guéries ou celles que nous avons considérablement soulagées. Ces maladies sont :

L'aménorrhée ou *suppression* des menstrues ; *l'ané-*

mie ou pâles couleurs ; *l'albuminurie* ou *anasarque,* appelée aussi *hydropisie ; l'anaphrodisie* ou impuissance chez l'homme ; *l'aphonie ; l'asthme ; l'amaurose* ou *goutte sereine* ; les *bourdonnements* d'oreilles ; les *bronchites ;* la *conjonctivite ;* la *constipation ;* les *convulsions ;* la *coqueluche ;* les *calculs* biliaires ; les *catarrhes* de poitrine et de vessie ; la *catalepsie ;* la *chorée* ou *danse de Saint-Guy ;* la *cystite* phlegmoneuse ; la *diarrhée ;* les *douleurs* en général sans siége fixe ; les *dartres ;* les *descentes* d'utérus et de rectum ; le *diabète ; l'épilepsie ; l'éclampsie ;* les *entorses ;* les *foulures ;* les *fièvres* chroniques ; les *flueurs blanches ;* les *glandes ;* le *goître ;* la *goutte ;* les *hypertrophies ; l'hydarthrose ; l'hydrocèle ; l'hystérie ; l'incontinence* d'urine ; *l'insomnie ; l'ictère ;* les *kystes ;* le *lumbago ;* les *névralgies* faciales, temporales et intercostales ; *l'œdème ;* la *rétention* d'urine ; la *surdité ;* la *sciatique ;* les *tumeurs* en général, telles qu'*ovarites,* tumeurs *sanguines, albumineuses* et *aqueuses,* quel qu'en soit le siége ; les *taies ;* les *tics,* les *troubles* du cerveau ; les *vapeurs ;* les *vertiges.*

La généralité de ces maladies résistent aux médications des médecins ; c'est pour cette raison que nous nous faisons un devoir de chercher à les combattre *avec d'autres armes* que les leurs .

Les armes ordinaires du médecin sont : les traitements de tous genres, tant internes qu'externes, et le bistouri pour le chirurgien.

Nous allons donc exposer en quoi diffère notre traitement, et quels sont les avantages qui peuvent en résulter pour le malade.

Ne pas nous servir des armes du médecin, c'est ne pas chasser sur ses terres ; c'est ce que nous voulons éviter avant tout.

Toute chasse louée appartient de droit à son propriétaire, et tout diplôme de médecin, acquis par un travail de plusieurs années, le constitue propriétaire du monopole de l'art de guérir.

Aussi, l'art de guérir étant un privilége, laissons-le à qui de droit ; contentons-nous de la part qui nous est faite par la nature et que *nul* n'a le droit de nous interdire.

Guérissons-nous par une hygiène parfaitement comprise ; et n'oublions pas que la première règle de l'hygiène *réside dans l'harmonie des fonctions vitales*. Évitons cependant les excès, quel qu'en soit le genre, quel qu'en soit le degré, car ils sont toujours nuisibles à la santé.

D'un autre côté, si nous avons la prétention, parfaitement justifiée, de guérir les maladies chroniques, généralement inguérissables par tous les moyens connus; que ne pourrons-nous pas obtenir sur les maladies aiguës, qui souvent ne passent à l'état chronique que parce que le médecin néglige la *cause* (souvent à regret) pour soigner l'*effet ?*

Cependant, nous ne demandons pas à soigner ces maladies à leur début, on pourrait nous contester nos cures et en rejeter l'honneur sur la nature, qui guérit souvent seule.

Ce que nous voulons, ce sont des difficultés ; plus elles seront grandes pour nous, plus nous aurons d'honneur à les surmonter ; et, lorsque le médecin aura dit son dernier mot, si nous guérissons, nous serons sûr que nous avons été utile et que notre système est bon.

Ce système recevra du peuple ses lettres de naturalisation, ne pouvant pas les obtenir du corps médical; il n'y perdra rien, car le suffrage universel vaut bien le *droit sacré* d'une corporation traditionnelle, droit usé et incompatible avec notre liberté, surtout quand cette liberté met en cause notre bien le plus précieux, LA SANTÉ.

II

La liberté de discussion consiste dans le libre arbitre qu'à tout homme de critiquer un système qui lui paraît défectueux, ce système fût-il vieux comme le monde. Ceci posé, commençons.

A part la physiologie, nous dirons, sans craindre d'être contredit, que la médecine officielle n'est pas une science; c'est tout au plus un système, variant chaque jour en raison de l'autorité de tel ou tel professeur en vogue.

Depuis Hippocrate jusqu'à nos jours, tour à tour, tel système a été le veau d'or d'une génération de médecins, veau d'or abattu et brûlé par la génération suivante.

Qu'avons-nous de stable aujourd'hui en médecine?

Quelles sont les vérités du jour qui demain ne seront pas erreurs?

Voulez-vous une preuve de l'impuissance de la médecine dans beaucoup de cas? Voyez ses résultats.

Sur dix malades, quatre se guériront par leur nature robuste, deux succomberont en dépit de l'art, quelquefois, même aidé par lui; un tout au plus devra sa guérison à une sage médication ou à une opération faite à temps; mais pour les trois derniers, malgré les efforts intelligents du médecin, malgré le régime parfaitement suivi, malgré même une grande force vitale mal répartie, leurs maladies passeront à l'état chronique.

Nous ne craignons pas d'avancer que sur dix maladies *entreprises à temps*, le médecin ne sauvera réellement par ses soins qu'un malade, abrégera peut-être de quelques jours la maladie de trois autres, mais qu'il augmentera souvent la convalescence des derniers par ses régimes débilitants, par ses saignées, ses sangsues, ses bains, etc., etc.

Est-ce donc la faute du médecin s'il ne fait pas mieux?

Non, car rien dans ses mains n'aidera la nature à reprendre son équilibre normal, et ses malades, n'étant pas secondés dans la distribution des forces vitales nécessaires à l'évolution de la maladie, arriveront par degré à la chronicité, terme final de toute maladie non éclose.

Il faut parfaitement comprendre que la plupart des maladies naissent, s'évoluent et *doivent* s'évoluer malgré tout, pour se terminer heureusement ; car endormir un germe par un narcotique quelconque, c'est différer son éclosion, mais non l'éviter, et s'exposer à en doubler les conséquences fâcheuses.

Venons à d'autres idées. Si étrange que soit notre comparaison, considérons un peu toutes les maladies comme des *abcès* ; si nous les refoulons en nous par des topiques, si, en un mot, nous leur fermons la porte de sortie, soyons assurés qu'ils reparaîtront, ces abcès, sur d'autres points dans un temps plus ou moins rapproché, mais inévitable. Purgeons-nous au plus vite de toutes nos impuretés, car la nature, dans ses lois admirables, fait ce que fait la mer qui rejette de son sein tout ce qui n'est pas son élément.

La nature sait ce qu'elle fait; elle le fait en temps et lieu. Secondons-la au lieu de l'entraver, et nous n'aurons pas à gémir sur des suites, qui souvent sont plus pernicieuses que la maladie elle-même.

Nous n'avons pas ici l'intention de dire que le médecin n'est pas utile, nous dirons même qu'il est indispensable et que nous le respectons; nous irons plus loin, les malades peuvent même continuer leur traitement pour peu qu'ils y tiennent, tout en suivant le nôtre, qui n'est pas, à proprement parler, un traitement. *Nous aidons la nature,* rien de plus; de cette manière, les malades supporteront et digéreront leurs remèdes, et n'auront rien à se reprocher.

Si par hasard quelques malades, sur le grand nombre, venaient à perdre leur temps chez nous, nous leur en demandons pardon à l'avance; et nous leur ferons en outre remarquer que nous perdrons aussi le nôtre, et que si nous n'avions pas quelques chances de réussir, nous n'entreprendrions pas une tâche aussi pénible que peu lucrative.

Nous répéterons que nous voulons, avant tout,

2

montrer notre utilité sans nous substituer au médecin et faire le *guérisseur* quand même.

Si nous critiquons un peu le médecin, certes ce
n'est pas l'homme, mais le système, quoique
parmi ces messieurs, il ne faille pas chercher la
plus grande délicatesse au point de vue d'un
mode d'action dérangeant leur manière de voir.

Comme hommes, nous voulons leur donner
toutes les qualités ; comme médecins, ils ressem-
blent aux prêtres de toutes les sectes ; ils ne veu-
lent voir que leur évangile à eux, le codex.

Sont-ils battus sur un point de leur doctrine ?
ils tournent la question, et, par les faux-fuyants
de la polémique, finissent par nous battre ; car
avec le médecin il y a le docteur, et ces messieurs sont ferrés sur leur rhétorique.

Demande-t-on à un médecin *qui ne peut plus
rien pour le malade :* « Eh bien ! docteur, que pen-
sez-vous du massage pour mes rhumatismes ? » —
« Absurdités, bêtises, c'est bon tout au plus pour
les paralysies ; mais pour vous, ça ne vaut absolu-
ment rien. »

« Et du magnétisme direct ? » — « Jongleries,
farces ignobles, agissant tout au plus sur les fem-
mes nerveuses, et cela par ennui ou par genre ;

mais, pour Dieu! laissez-là ces sornettes, » etc.

Voilà presque toujours le langage du médecin.

Ne pourrait-on pas lui répondre avec quelque raison : — « Mais, docteur, puisque votre médecine ne me fait rien, cela de votre propre aveu, ne pourrais-je pas essayer de tout autre système, quand bien même, selon vous, ce système ne vaudrait rien? car rien de votre côté, rien de l'autre, j'opine encore pour ce que je n'ai pas essayé; j'aurai du moins la satisfaction d'avoir tout tenté. »

Bien en prendrait au malade, car il n'en est pas un seul guéri par nous qui n'ait eu cette lutte à soutenir avec son médecin.

Nous ne serons pas seul à trouver étonnant qu'un médecin s'érige en juge dans une question qu'il ne connaît pas ; car la plupart de ces messieurs ne connaissent le magnétisme que par l'exhibition de quelques somnambules de bas étage, siégeant sur des tréteaux, ou par une séance faite dans le but d'attirer une foule de badauds qui ne demandent que du surnaturel pour passer *gaiement leur temps*, car la majorité n'a que ce but [1].

_____

(1) Une chose qu'on pourrait ignorer, et que nous tenons qu'on

Ce n'est donc pas ainsi qu'il faut juger le magnétisme ; il faut le prescrire à un homme spécial,
suivre la marche du traitement, et constater sans
parti pris les résultats obtenus.

Nous ne connaissons guère de médecin procé-
dant ainsi : ils craignent de se compromettre
en recourant à un moyen réprouvé en haut lieu :
il leur est plus facile de rejeter une chose que
de l'étudier.

N'est-il pas absurde qu'un homme sérieux (ou
qui doit l'être) tranche une question qu'il ne connaît pas, parce qu'il ne veut pas se donner la
peine de l'étudier, de l'approfondir; c'est le rôle
cependant que joue le médecin.

Malades ! faites appeler votre docteur, suivez à
la lettre son traitement, car presque toujours il
vous sera d'une grande utilité ; mais lorsque vous
verrez la maladie prendre une marche anormale,
ne négligez pas de recourir aux instructions que
nous allons développer ; n'attendez pas que les
fonctions de vos viscères soient compromises,
qu'elles aient apporté une dégénérescence dans vos
tissus et constitué une chronicité de laquelle vous

sache, c'est que nous n'endormons jamais, il ne faudrait pas s'adresser
à nous pour des consultations somnambuliques.

ne gucririez plus sans un traitement très-long,
car, ne l'oubliez pas, malgré l'efficacité de notre système, nous ne faisons pas de miracles ; nous
ne pouvons rétablir en quelques séances les dé-
sordres occasionnés par une maladie longue et
devenue chronique.

Si le traitement de votre médecin n'aboutit pas,
ne demandez qu'à vous-même ou à une personne
désintéressée et de bon sens ce que vous devez faire.

Essayez un moyen de guérison que vous ne con-
naissez pas et qui, supposons-le encore inefficace,
ne peut jamais être nuisible.

Si nous écrivons aujourd'hui ces lignes qui
montrent un peu notre irritation, c'est que nous
avons reconnu la mauvaise foi de certains médecins ; ils ont enfourché leur *dada*, et ils n'en des-
cendront qu'à la dernière heure ; ils suivent une
routine, et, certes, ils n'ont garde d'y faillir.

Nous appelons leurs foudres sur notre tête, nous
ne craignons qu'une chose : leur indifférence.

On nous accusera peut-être de faire du magnétisme une panacée universelle ; nous répondrons
que le magnétisme ne s'applique pas directement
au mal, il n'agit que sur les *causes* ; et le plus igno-
rant sait que sans causes il n'y a pas d'effet.

La médecine n'a, du reste, que deux classes d'agents thérapeutiques à sa disposition : les *excitants* et les *calmants*.

Tous les remèdes, quels que soient leurs noms, se rattachent à ces deux types : quand ils n'ont qu'une faible énergie, ils sont dits *bénins*, autrement dit *insignifiants;* quand ils ont une propriété énergique, ils sont tous *poisons*, et leur administration en est très-dangereuse pour le corps humain, car ils laissent des suites qui souvent sont plus funestes que le mal qu'ils ont combattu.

Or, si le magnétisme n'a qu'*un* agent pour guérir les causes, le médecin n'en a que *deux* pour combattre les effets.

III

THÉORIE DU MAGNÉTISME PAR LA CHAINE

Il n'est sans doute pas une personne qui n'ait entendu parler du fameux baquet de Mesmer, notre illustre maître, le premier, et nous pourrions dire le *seul* magnétiseur ; car tout ce qu'on a fait après lui n'a été qu'une pâle copie de ses œuvres, souvent surchargées et méconnaissables.

Mesmer a parfaitement compris son époque matérialiste ; c'est pourquoi il a matérialisé son agent en le montrant aux yeux sous la forme d'un baquet. « Pourquoi cette forme et ce nom, » dira-t-on ?

Mesmer, depuis longtemps, s'était occupé de l'influence des planètes d'abord, des métaux ensuite ; il en avait conclu, comme Newton, que tout ce que contenait l'univers était soumis à une grande loi, *l'attraction* ; puis, que tous les corps *possédaient une force de cohésion* en raison des fluides primordiaux qui les composaient ; que tous ces fluides avaient un rayonnement *en raison de leur combinaison*.

Le nom scientifique donné à ce *rayonnement* était *magnétisme* ; Mesmer le lui a conservé, n'en trouvant pas de mieux approprié.

Il a reconnu, en outre, que non-seulement tous les corps étaient magnétiques *en raison de leur milieu*, mais que les propriétés magnétiques des corps augmentaient en vertu de certaines lois, — le frottement, par exemple.

D'où il conclut que si tous les corps étaient magnétiques à un degré quelconque et *variable*, il pourrait bien se faire que l'homme le fût plus que tout autre corps, minéral ou végétal.

Une fois lancé dans la voie de l'expérimentation, il reconnaissait avec un légitime orgueil qu'il ne s'était pas trompé ; c'est alors qu'il voulut doter le monde de sa découverte.

En savant qui avait étudié la nature plus que les hommes, il présenta son système dans tôute sa pureté, il fit fausse route. C'est alors que par ses échecs réitérés il entrevit seulement la faiblesse qui liait les hommes au *terre à terre*; il fallait qu'il matérialisât son système, c'est ce qu'il fit.

Mesmer vint en France, il organisa un appareil frappant les yeux. Cet appareil eut une forme, cette forme prit le nom de *baquet*.

C'est par cette forme matérielle et légendaire aujourd'hui qu'il déguisa l'agent subtil, base de son système.

Que la postérité lui pardonne ; il fallait frapper les yeux pour être écouté, il les frappa. Au point de vue scientifique, Mesmer devint charlatan ; mais n'en rejetons la faute que sur son époque.

Mesmer savait très-bien que ce n'était pas de son verre pilé, de sa limaille de fer et de son eau qu'il tirait la vertu curative qui engendrait les crises.

Dans son for intérieur, il faisait du magnétisme purement et simplement ; ses lèvres devaient seules porter l'empreinte d'un sourire en voyant cette foule de malades adorer une forme qui n'était là que pour la satisfaction de leurs yeux, habitués à ne voir que de la matière partout ; préjugés qui se déracinent difficilement.

Aujourd'hui, notre époque étant un peu moins

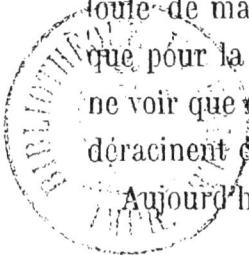

matérialiste, nous avons entrepris de réhabiliter la mémoire de Mesmer, quant à son système, en proclamant sa grande découverte telle qu'il voulait la présenter dans le principe, c'est-à-dire dégagée d'artifices. Nous mettrons de côté la forme matérielle, car on pourrait nous demander avec raison quelles sont ses fonctions?»nous exclurons le baquet antique, et nous vous présenterons la théorie magnétique dans toute sa pureté.

Nous ne recommencerons pas l'interminable question de savoir si le magnétisme existe ou n'existe pas; cela ne fait plus un doute aujourd'hui, même parmi les savants les plus orthodoxes; nous nous contenterons de le faire toucher du doigt, ce qui est mieux. Ceci dit une fois pour toutes, nous allons expliquer ce que nous entendons par la chaîne magnétique.

Chacun connaît les mille et une versions faites sur le compte des tables tournantes; ces versions peuvent se résumer par ceci sans que nous risquions d'être démenti : Toutes les fois qu'un certain nombre de personnes formeront un cercle *continu*, il se développera dans ce cercle une certaine quantité de *chaleur*; en outre, un agent quelconque circulera d'un individu à un autre par le

contact ; cet agent, qu'on l'appelle *esprit animal*,
fluide vital, *nerveux* ou autre, nous nous contenterons de démontrer qu'il existe, non par des paro-
les, mais par des actes.

Loin de nous la pensée d'attribuer aux esprits,
selon la croyance des *spirites*, le mouvement des
tables, ou la moindre part aux guérisons ; non,
nous croyons fermement que ce dégagement de
chaleur d'un côté, d'agent nerveux de l'autre,
constitue *une force* que nous appellerons magnétique.

Que cet agent a non-seulement la puissance de
faire mouvoir un objet matériel mis en contact
avec lui, mais qu'il aura, chose bien plus utile, la
mission de mettre tous les organes humains en
équilibre entre eux.

Voilà la théorie du magnétisme d'après Mesmer.
Qu'on vous parle magnétisme sur tous les tons,
esprits frappeurs sur toutes les gammes, ne voyez
surnager de tout cela qu'une grande vérité : *le magnétisme réglant toutes les transactions* qui s'opèrent
dans l'organisme humain.

C'est par ces transactions de plusieurs êtres
réunis, et *diversement équilibrés* dans leurs fonctions
vitales, que nous avons la certitude de remettre

peu à peu les organes en possession du mouvement qui leur est propre, et, par là, de rétablir l'harmonie générale de l'être *partitif* par l'être *collectif*.

Nous considérerons donc la vie comme une *puissance*, le mal comme une *résistance*, et nous combattrons la résistance en augmentant la puissance : c'est être logique, croyons-nous.

La médecine ne procède pas ainsi ; elle détruit, détruit toujours, s'attaquant au mal lui-même, négligeant le plus souvent la cause première qui le produit.

Détruire, c'est beau ; mais souvent la destruction du mal n'arrive qu'avec la destruction ou l'affaiblissement du *tout*.

Procéder d'une manière diamétralement opposée, tel est notre but.

Nous augmentons les forces générales par l'équilibre, et le mal, qui n'est qu'*accidentel*, suit sa marche, c'est-à-dire *croît* et *décroît* pour disparaître sans un sérieux préjudice pour l'ensemble.

IV

MODE D'ACTION THÉRAPEUTIQUE.

Malgré nôtre longue pratique magnétique, nous n'avons pas encore inauguré le système que nous allons employer, quoique depuis longtemps nous en ayons reconnu l'*utilité indispensable* à la propagation du magnétisme[1].

Nous reculions devant la critique, nous ne nous

---

1. Pour appuyer ce que nous avançons, nous avons relevé très-minutieusement dans *l'exposé des cures opérées en France par le magnétisme animal*, publié par l'honorable M. MIALLE, notre bien-aimé doyen, toutes les guérisons obtenues de 1774 à 1826 par tous les procédés magnétiques et nous avons eu, sur plusieurs milliers de cures, les moyennes suivantes : guérisons obtenues par le BAQUET (aujourd'hui nous dirons par la chaîne) en 58 jours ; par l'ARBRE, système de Puységur ; 87 jours; par le MAGNÉTIME DIRECT : 106 jours; d'où il résulte que nous gagnons, par notre système de chaîne, un temps matériel de près de 50 pour $^o/_o$

sentions pas assez fort pour faire face aux sarcasmes et aux quolibets qu'on va faire pleuvoir sur nous.

Longtemps nous nous sommes critiqué nous-même, et petit à petit nous avons fait justice de toutes les objections qu'on pourrait nous apporter.

Aujourd'hui, sûr de nous-même, nous affrontons les feux croisés de tous les crieurs, assuré d'avance qu'ils se tairont devant les résultats.

Des hommes dévoués à notre cause ont fait de belles théories; d'autres aussi dévoués ont fait de la propagande par des exhibitions de sujets sensibles; d'autres, enfin, ont fait des cures : ceux-là seuls ont eu raison.

Tontes les théories, toutes les expériences merveilleuses sans résultat n'ont pu faire faire un pas à notre doctrine; elles ont tout au plus inspiré le doute anx personnes disposées à croire, et la crainte à une foule plus considérable encore d'autres personnes, qui ne voyaient dans ces tours de force que de la démonomanie.

Nous voulons frapper les masses par des résultats sérieux; nous voulons faire quelques milliers de cures.

Pour cela, quel moyen emploierons-nous?

Le voici : La réputation que nous nous sommes faite par nos ouvrages et nos cures nous a fait connaître d'une quantité de malades ; mais, malgré notre vigueur et notre bon vouloir, nous n'avons pu faire face aux demandes nombreuses de magnétisations qui nous étaient faites. En conséquence, nous avons voulu obvier à ce manque de temps matériel en créant de jeunes magnétiseurs et les prenant pour nous seconder.

Mais le malade est ainsi fait ; il a foi dans une personne et non dans une *doublure* (qu'on nous pardonne ce terme employé par les malades). Malgré la bonté de ces élèves, nous ne pouvions pas les employer ; on préférait attendre son tour en se faisant inscrire, et toutes les charges nous incombaient ; car la réputation dans notre métier est toute personnelle et ne s'étend pas du maitre à l'élève.

Malgré tous nos efforts, nous n'avons pu faire accepter que très-rarement les magnétisations d'excellents magnétiseurs que nous employions, et dont cependant le mérite nous était suffisamment démontré par des cures faites par eux sur de pauvres malades qui, faute du maitre, se contentaient de l'élève.

Nous avons donc mis nos scrupules de côté, car nous savons que les magnétisations par la chaîne valent mieux que les magnétisations individuelles.

Cependant, toutes les fois qu'un magnétiseur, convaincu de cette vérité, a tenté de renouveler ce système abandonné depuis Mesmer, il a rencontré l'écueil de la critique et n'a pas su y résister ; il est revenu à son travail laborieux ; il a fait en un jour ce qu'il aurait pu facilement faire en une heure.

La critique à laquelle ils étaient en butte tient peut-être à ce que ces magnétiseurs avaient voulu conserver le baquet traditionnel ; c'est là un tort, il faut suivre les idées du siècle et savoir présenter la vérité toute nue quand on la comprend nue.

Nous espérons surmonter la faiblesse de nos devanciers ; nous avons, pour nous appuyer, un passé glorieux suffisamment établi pour nous imposer dans les premiers mois, et les succès que nous obtiendrons nous répondent de l'avenir.

Nous allons former une chaîne de tous les malades qui se présenteront ; nous les placerons sur des siéges dans l'ordre que nous jugerons convenable et *en raison des maladies déclarées ;* nous les ferons tenir par les mains de manière à former un cercle continu ; nous occuperons le centre de ce cercle de manière à avoir les yeux sur tous et à leur donner nos soins à mesure qu'ils seront nécessaires.

Que se passera-t-il alors, la chaîne formée?

C'est qu'après dix ou quinze minutes de contact, une douce chaleur circulera dans la chaîne dont chaque membre ressentira la bonne influence ; petit à petit, un courant nerveux se fera sentir chez les personnes les plus faibles ; ce courant augmentera insensiblement d'intensité jusqu'à produire des secousses assez violentes, et, chose remarquable et providentielle, c'est que ces secousses agiront particulièrement sur toutes les parties affectées ; telle personne atteinte d'une paralysie, par exemple, ressentira l'envahissement du courant dans la partie malade.

Cette loi n'est pas cependant extraordinaire, et peut s'expliquer ; elle n'est que la conséquence de la nature reprenant son équilibre anormalement interrompu.

Il est certain que si l'agent nerveux est en assez grande quantité sur un point de l'organisme, ce n'est pas ce point qui attirera l'accumulation produite par la chaîne, mais bien le point qui s'en trouve momentanément privé.

Quand chacun des membres formant la chaîne aura ressenti les effets bienfaisants des courants nerveux sur le point malade, notre tâche sera remplie pour cette séance. Nous n'irons pas jusqu'à produire des crises violentes, chose qui arriverait inévitablement si nous n'interrompions pas la chaîne à temps.

Il vaut mieux mettre quelques jours de plus dans un traitement que de forcer la nature à faire ce qu'elle ne pourrait supporter.

Si Mesmer est allé jusqu'aux convulsions, c'est qu'il a voulu frapper les yeux des médecins incrédules en les rendant témoins de scènes impossibles à simuler.

Nous ferons ce que notre conscience nous dictera pour le bien de nos malades, sans nous occuper un seul instant des examens de la science.

Ce ne sera pas *pendant* que nous ferons constater nos succès, ce sera *après*.

Des crises peuvent encore se simuler, mais des guérisons ne se simulent pas.

Notre rôle au centre du cercle se bornera à forcer l'agent magnétique à se diriger sur le point malade, à calmer l'agitation de quelques personnes trop sensibles, et, la chaine interrompue, à dégager les personnes qui se trouveraient par trop surexcitées sur un point quelconque.

Qu'on ne vienne pas craindre de donner la main à un épileptique pour la raison absurde qu'on pourrait contracter sa maladie.

Nous dirons qu'il n'est pas *une seule maladie chronique* qui puisse se gagner par le contact, — nous en sommes nous-même la preuve la plus évidente. *Ces maladies ont leurs raisons d'être* par tel ou tel organe affecté chez le malade ; ces organes ne sont pas transmissibles matériellement, par conséquent aucune maladie ne s'engendrera de voisin à voisin, par la raison toute simple que si tel a le foie engorgé, il ne passera pas son engorgement en donnant la main.

Non, le principe vital seul circule, et il est le même chez tous ; il ne peut pas être malade, il ne peut être que déplacé.

Ce que nous faisons par la chaine, c'est une répartition des forces nerveuses d'un *nombre* au profit de chacun de ses *termes*.

On nous demandera où nous puisons cette force vitale dans plusieurs êtres appauvris ? Nous répondrons qu'on peut être malade par excès de forces nerveuses comme on peut l'être par l'absence de cette force : les uns perdent ce qu'ils ont de trop au profit des autres qui n'ont pas assez ; puis, dans bien des cas, dans presque tous même, il arrive qu'une personne n'a qu'un *retrait* de force sur un point ; il y a inévitablement accumulation d'un côté et privation de l'autre. Notre système se borne à remettre l'équilibre partout ; c'est là notre seule manière de guérir.

C'est du reste à l'œuvre qu'on jugera la valeur du rôle que joue le principe vital dans l'organisme humain.

V

CONDITIONS DE TRAITEMENT

Pour qu'on ne nous accuse pas de faire ici une réclame en faveur d'un système qui pourrait ne donner que des chances aléatoires de guérison, nous commençns par déclarer que *la seule condition* pour être admis à notre traitement du matin consiste à donner *son nom* et *son adresse*.

Tous nos traitements, de huit heures du matin à midi, seront *gratuits* ; cela, aussi longtemps que nous professerons notre carrière.

Que riches ou pauvres, titrés ou artisans, se présentent, tous seront soignés avec les mêmes égards et le même dévouement.

Nous n'accepterons pas une obole, nous voulons

conserver avec le plus grand soin notre réputation de philanthrope; nous n'avons qu'un but, c'est d'enrégistrer sur le livre de notre *dispensaire* quelques milliers de cures, afin qu'un jour, si on suspectait notre bonne foi ou la valeur de notre système, nous puissions fermer la bouche par des résultats.

Nous dirons en outre, que notre livre de dispensaire sera mis à la disposition de toutes les personnes qui en feront la demande, et nul malade ne devra quitter son traitement sans ajouter au bas de sa page *le motif pour lequel il quitte son traitement, suivi de sa signature* placée au-dessous des mots : *guéri, soulagé* ou *sans résultat*. De cette manière, la statistique des cures faites sera facile à établir à la fin de chaque année.

Les diagnostics seront pris avec soin, et, quelle que soit la durée du traitement, nous nous engageons à soigner tous les malades jusqu'à leur entière guérison, *le dimanche seul excepté*.

Nous nous engageons, en outre, à continuer nos magnétisations de l'après-midi, comme par le passé, c'est-à-dire en les faisant individuellement, jusqu'au moment où les résultats de notre système seront parfaitement établis et démontrés utiles.

Nous n'organiserons de magnétisations *par la chaîne* dans l'après-midi, qu'autant que *dix malades* nous l'auront demandé; car nous ne voulons pas imposer un système qui pourrait blesser la susceptibilité de quelques personnes *par le contact* ou *l'entourage d'étrangers*, et leur faire craindre que nous n'obtenions pas en masse le même succès qu'individuellement.

Du reste, nous sommes assuré qu'avant un an, les malades comprendront l'immense avantage qu'on recueille dans le magnétisme en groupe sur la magnétisation individuelle, et *cela sans encourir le moindre danger*.

Nous étendre plus longuement sur l'utilité pratique de notre traitement n'apporterait aucune lumière à des yeux prévenus; nous attendrons des preuves, et nous les leur donnerons.

Nous espérons qu'on ne nous blâmera pas dans notre tentative philanthropique, car :

TOUS NOS TRAITEMENTS SONT GRATUITS

CHACUN PEUT S'Y PRÉSENTER SANS AUTRE FORME

DE PROCÈS

TOUS Y SERONT SOIGNÉS AVEC DÉVOUEMENT

Par la présente signature, nous prenons cet engagement envers le public.

Paris, le 15 septembre 1866.

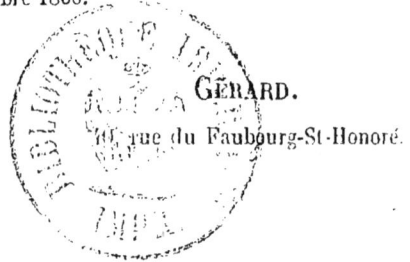

GÉRARD.

rue du Faubourg-St-Honoré.

POISSY. — TYP. ET STÉR. DE A. BOURET.

www.ingramcontent.com/pod-product-compliance
Lightning Source LLC
Chambersburg PA
CBHW060446210326
41520CB00015B/3859